Moellah Nasroeddin

# MOELLAH NASROEDDIN

## 40 Onnavolgbare Fratsen en Avonturen

Vrij vertaald door Davy Peeters

Muyoha Publishing

2017

Tweede druk: 2017

ISBN 978-0-244-05318-5

Muyoha Publishing

www.muyoha.weebly.com

*Omdat de meeste mensen,*

*geconditioneerd als ze zijn,*

*in vastomlijnde patronen denken,*

*kunnen ze maar zelden*

*andere zienswijzen aannemen;*

*hierdoor boet het leven in grote mate in*

*aan werkelijkheidszin en betekenis.*


**- Moellah Nasroeddin**

Voor Jef en Lily-Alice

# Inhoud

# Voorwoord

Niemand weet precies wie Nasroeddin was, waar hij woonde of wanneer hij leefde.

Sporen van zijn onnavolgbare fratsen zijn terug te vinden in Marokko, Egypte en Rusland, in Turkije, Griekenland, Albanië en Afghanistan.

Volgens velen is Moellah Nasroeddin de meest wijze dwaas die ooit heeft bestaan.

In zijn verhaalde avonturen dolt hij met de intellectuelen, vermaakt hij de gewone man, haalt hij winst uit verlies en verliest hij wanneer hij wint.

Maar behalve grappig en gewiekst, houdt hij ons ook een spiegel voor, een spiegel waarin wij onszelf kunnen zien.

Door de anekdotes en grapjes intuïtief te bestuderen, kun je veel over jezelf en anderen te weten komen.

Men zegt niet voor niets dat Nasroeddin het gevaarlijkste beroep van de wereld beoefende: het vertellen van de waarheid, jouw waarheid...

## Aan de Overkant

Nasroeddin stond eens aan de rand van een rivier naar het water te kijken toen een man aan de andere kant naar hem riep:

'Hé jij daar, weet jij hoe ik aan de overkant kan komen!?'

Waarop Nasroeddin zijn handen als een toeter voor zijn mond vouwde en antwoordde: 'Daar sta je al!'

# De Volmaakte Partner

Moellah Nasroeddin zat, vanop een bankje op het dorpsplein, te kijken naar een uitbundig feestelijke trouwpartij, toen iemand hem plots vroeg:

'Nasroeddin, heeft u er nooit zelf aan gedacht om te trouwen?'

'Ik heb het ooit eens overwogen,' antwoordde Nasroeddin, 'In mijn jonge jaren verlangde ik hevig naar een levenspartner en ging ik zelfs op reis om de perfecte vrouw te zoeken. In Damascus ontmoette ik een prachtige dame die gracieus, vriendelijk en heel spiritueel was, maar ze wist niets van de wereld, laat staan van koken. Ik reisde verder en ging naar Isfahan. Daar ontmoette ik een vrouw die zowel spiritueel als werelds was. Betoverend aantrekkelijk, maar ze kon geen seconde haar mond houden. Ze babbelde en klepte voortdurend over van alles en nog wat. Tenslotte ging ik naar Cairo en daar, na lang zoeken, vond ik haar. Oh la la, amai, amai, je had haar moeten zien, mijn vriend! Zij was als een engel, elegant, sexy en in elk opzicht, zowel bij dag als bij nacht, goed voorzien, zij was thuis in de wereld en vertrouwd met het bovenaardse. Naar mijn gevoel was zij de ideale vrouw.'

'Maar waarom huwde u haar dan niet?' vroeg zijn vriend verbaasd.

'Ach,' zei Nasroeddin hoofdschuddend, 'blijkbaar wilde zij liever nog wat wachten op de ideale man.'

# De Waarheid

De koning had er genoeg van, was er dan werkelijk geen enkele charlatan in zijn koninkrijk die de waarheid sprak? In een majestueuze driftbui besloot hij dat zijn onderdanen zich maar eens grondig moesten bezinnen over de waarheid.

Daarom liet de vorst vervolgens een galg naast de stadspoort bouwen en verkondigde bij wet dat eenieder die de stad in wilde ondervraagd zou worden door de stadswacht. Wie de waarheid sprak zou worden toegelaten, wie loog, zou worden opgehangen.

Nasroeddin meldde zich als eerste.

'Waar denk jij naar toe te gaan!?' snauwde de wachter.

'Ik ben onderweg naar de galg,' antwoordde Nasroeddin, 'om te worden opgehangen.'

'Dat geloof ik niet.'

'Ach zo, meneer de stadswacht gelooft mij niet? Wel, als ik lieg, hang me dan maar op!'

'Ja maar nee…, ja maar ja…, ja maar… wacht eens even,' stamelde de wachter, 'als ik jou nu laat ophangen omdat je liegt, dan wordt jouw leugen daardoor eigenlijk waar...'

'Precies,' antwoordde de Moellah gelaten, 'nu weet je ook meteen wat dé waarheid is, namelijk *jouw* waarheid.'

# Eregast

Nasroeddin had zichzelf uitgenodigd op een officiëel staatsbanket en ging, na binnenkomst, aan een rijkelijk versierde tafel zitten.

Meteen kwam een paleiswachter op hem toegesneld: 'Ahum, excuseer meneer, deze plaatsen zijn voorbehouden aan de eregasten.'

'Ha, dat treft, want ik ben zelfs meer dan een gewone gast,' antwoordde Nasroeddin gevat.

'Achzo, dan bent u een diplomaat of zo?'

'Meer dan dat, mijn beste!'

'Echt? Dan bent u misschien een minister?'

'Nee, veel meer dan een minister.'

'Zo zo! Dan is meneer de koning in hoogsteigen persoon,' zei de wachter sarcastisch.

'Veel meer dan dat!'

'Wat!? Bent u meer dan een koning!? Niemand staat boven de koning in dit land!'

'Aha! Nu heb je het eindelijk door, mijn beste. Want *ik* ben niemand!' antwoordde Nasroeddin, 'en kun je me nu vertellen waar de hapjes staan, ik heb honger.'

# Futiliteiten

Nasroeddin zat in het theehuis gezellig met enkele vrienden te palaveren tot één van hen informeerde naar zijn vrouw.

'Ach, mijn vrouw!' verzuchtte Nasroeddin, 'Ze zit thuis.'

'Wat doet ze daar dan?' vroeg iemand die erbij was komen zitten.

Nasroeddin haalde zijn schouders op en zei mispijzend: 'Onbenulligheden, kleine, totaal onbelangrijke dingen! Ze doet het huishouden, zorgt voor onze kinderen, helpt hen met hun huiswerk, doet de inkopen, voert reparaties uit, maait het gras, schildert het huis, geeft de bloemen, planten en kippen water, bezoekt en verzorgt haar zieke moeder, doet mijn was en plas en nog meer van dat soort onbeduidende futiliteiten.'

'En wat doe jij dan?' vroeg weer een andere vriend.

'Ik? Oh, ik houd me natuurlijk alleen maar met de écht belangrijke dingen bezig! Ik onderzoek namelijk of werkelijke, onbaatzuchtige liefde überhaupt bestaat.'

# Gerechtigheid

Een vrouw sleurde een man hardhandig eens voor onze goede vriend Nasroeddin, toevallig rechter van dienst die dag.

De vrouw deed meteen jeremiërend haar beklag: 'Ik liep gewoon op straat, toen deze man, deze onverlaat, deze schurk, deze viezerik, die ik van haar noch pluim ken, naar me toe kwam gelopen en mij hartstochtelijk begon te kussen! Ik eis genoegdoening en gerechtigheid!'

'U heeft volkomen gelijk,' antwoordde Nasroeddin, 'u verdient op zijn minst een compensatie voor het leed dat u werd aangedaan.'

'Daarom,' concludeerde hij na een korte overweging, 'oordeel ik dat u hem terugkust en op die manier weerwraak neemt.'

# Gestolen Geluk

Nasroeddin zag een man moedeloos aan de kant van de weg zitten en vroeg wat hem zo dwars zat.

'Er is niets belangrijks meer in mijn leven,' zei de man, 'ik heb voldoende geld om niet meer te moeten werken en ben nu alleen op reis om zinvolle, boeiende en leukere dingen te vinden dan wat ik thuis heb achtergelaten. Maar tot nu toe heb ik niets van dit alles kunnen ontdekken!'

Zonder een woord te zeggen, greep Nasroeddin de knapzak van de pelgrim beet en ging er als een vluchtende haas vandoor.

Na een eindje rennen zette hij de rugzak langs de kant van de weg, verborg zich in de struiken en wachtte tot de reiziger op zou doemen.

Even later verscheen de door ellende teneergeslagen pelgrim, ziegezagend op de weg. Nu nog ongelukkiger dan ooit vanwege zijn verlies.

Zodra hij zijn rugzak, zijn enige hebben en houden, daar, langs de kant, zag liggen, liep hij er uitzinnig van vreugde naar toe. Alsof het een vrouw was nam hij de rugzak in zijn armen en knuffelde en kuste hij hem alsof het een lieve lust was.

Waarop Nasroeddin zijn hoofd boven de struiken stak en blijmoedig vaststelde dat het grootste geluk te vinden is in dat wat aanvankelijk onbelangrijk lijkt totdat het door een of andere onverlaat gestolen wordt.

# Het had veel erger kunnen zijn

Moellah Nasroeddin irriteerde zijn vrienden met zijn eeuwig optimisme. Hoe slecht een situatie ook was, het maakte voor Nasroeddin niets uit, hij antwoordde steevast: 'Het had erger kunnen zijn.'

Om hem te genezen van deze vervelende gewoonte, besloten zijn vrienden een situatie te bedenken die zo zwartgallig en vreselijk was, dat zelfs Nasroeddin daar geen hoop in zou kunnen vinden.

Toen ze hem op een dag tegenkwamen, zei een van hen: 'Zeg Nasroeddin, heb je gehoord wat er gebeurd is met de veldwachter? Toen hij gisterenavond thuiskwam, vond hij zijn vrouw met een andere man in bed, schoot ze beide neer en richtte daarna het pistool op zichzelf!'

'Vreselijk,' zei Nasroeddin, 'maar het had erger kunnen zijn.'

'Hoe is dat nu toch mogelijk!' foeterde zijn stomverbaasde vriend, 'Hoe had het in hemelsnaam nóg erger kunnen zijn!?'

'Nou,' zei Nasroeddin, 'als het de avond ervoor gebeurd zou zijn dan was ik er nu beslist niet meer geweest!'

# Honing-dieet

'Honing is heerlijk,' zei Nasroeddin op een dag tegen zijn vrouw, 'het is geneeskrachtig, kostbaar en prachtig van kleur, het is mijn favoriete lekkernij.'

'Ja, en...?' antwoordde zijn echtgenote.

'Een secondje, ik ben nog niet klaar...' ging Nasroeddin onverstoorbaar verder, 'Honing is slecht voor je, veroorzaakt tandbederf, wordt gemaakt door insecten en is daarom dus ongezond!'

'Hoe kun je nu twee tegenstrijdige meningen over hetzelfde onderwerp hebben?' vroeg vrouwlief hoofdschuddend.

'Dat zie je toch verkeerd hoor, lieveling. Want ik heb slechts één mening,' antwoordde Nasroeddin, 'maar die kom jij pas te weten zodra je mij verteld hebt of we nu honing in huis hebben of niet.'

# Iedereen Gelijk

De enige rechter van de stad had nood aan vakantie en duidde Nasroeddin daarom als zijn plaatsvervanger aan.

En zo kwam het dat Nasroeddin vanop de rechtersstoel, met een ernstige, zelfs wijze blik, de zaal inkeek en zijn eerste zaak behandelde.

'U hebt gelijk,' concludeerde Nasroeddin na het horen van de benadeelde partij.

'U hebt gelijk,' oordeelde Nasroeddin vervolgens, na de beklaagde gehoord te hebben.

'Maar enfin, Nasroeddin!' riep iemand plotseling vanuit het publiek, 'ze kunnen toch onmogelijk allebei gelijk hebben!?'

'U hebt gelijk!' antwoordde Nasroeddin, waarop hij zijn toga aan de haak hing en wijselijk besloot dat rechtertje spelen niets voor hem was.

# In de Woestijn

'Zeg buurman, ' riep Nasroeddin vanop het dakterras, 'ken jij die vreselijke, angstaanjagende, moordzuchtige en bloeddorstige woestijnbewoners nog?'

'Goh, zwijg me ervan,' antwoordde de buurman, 'of ik doe het opnieuw in mijn broek van de schrik.'

'Wel, ' ging Nasroeddin verder, 'ik heb die mannen op de loop doen gaan.'

'Hoe heb je dat voor elkaar gekregen?', vroeg de buur vol verbazing en ontzag.

'Simpel, toen ik hen in het oog kreeg en zij mij, zette ik het op een lopen en renden ze met z'n allen achter me aan.'

# Kameel

'Nasroeddin?'

'Mmmm?'

'Wie is het slimst: een kameel of een mens?'

'Een kameel natuurlijk!'

'Waarom?

'Omdat een kameel lasten draagt zonder om meer te vragen, terwijl een mens, zelfs wanneer hij onder allerlei zware ver-antwoordelijkheden gebukt gaat, er toch steeds weer voor kiest om er nog een schepje bovenop te doen.'

# Karottentrekker

Nasroeddin sloop iemands tuin in, trok er de groenten uit de grond en stopte ze in een zak.

De eigenaar had hem echter gezien en riep: 'Hela hola, wat doe je in mijn tuin!?'

'De wind blies me hier naartoe,' reageerde Nasroeddin gevat.

'Lariekoek, nonsens en flauwekul!' brulde de man, 'Maar laten we, om de lieve vrede, even aannemen dat de wind je inderdaad naar hier geblazen heeft, hoe en waarom werden die groenten dan uit mijn tuin getrokken?'

'Oh, dat is simpel,' verklaarde Nasroeddin, 'Ik moest me eraan vastklampen om niet nog verder door de wind mee-gesleurd te worden.'

'Ach zo,' sprak de man argwanend, 'vertel me dan maar eens hoe die groenten in je zak terecht gekomen zijn!'

'Weet je wat,' zei Nasroeddin gemaakt verbaasd, 'Ik stond me net hetzelfde af te vragen...'

# Keukenhulp

Nasroeddin en een vriend waren net terug van de markt en plaatsten de aangekochte ingrediënten zorgvuldig op de keukentafel. Het zou een stoofpotje van vlees, rijst en groenten worden die avond.

'Als jij alvast de rijst wil koken dan zal ik ondertussen de groenten wassen en snijden,' stelde de vriend voor.

'Eigenlijk,' gaf Nasroeddin schoorvoetend toe, 'heb ik er geen flauw idee van hoe je rijst moet koken.'

'Geen probleem,' lachte zijn vriend, 'snijd de groenten, dan zorg ik wel voor de rijst.'

'Nou…, om eerlijk te zijn, weet ik ook niet hoe je groenten moet snijden,' pruttelde Nasroeddin tegen.

'Tja, misschien kun je alvast het vlees kruiden?'

'Dat zou ik zou heel graag willen doen, ware het niet dat ik een afkeer heb van rauw vlees,' verontschuldigde onze keukenheld zich opnieuw.

'Ga dan maar de kachel aansteken.'

'Helaas, ook dat kan ik niet,' hakkelde Nasroeddin, 'want ik ben namelijk bang van vuur.'

De vriend kreeg het danig op zijn heupen van al die flauwe excuses, deed tenslotte alsof Nasroeddin niet meer naast hem in de keuken stond en begon van lieverlee de maaltijd hele-maal in zijn eentje te bereiden.

Toen het geurende gerecht na enige tijd klaar was, zette hij het eten op de door hem gedekte tafel en zei uitdagend: 'Nou

Nasroeddin, ik durf te wedden dat je zeker ook geen vlees, groenten en rijst kunt eten, is het niet?'

'Dat kun je wel zeggen,' antwoordde Nasroeddin, 'maar ach, omdat ik weet dat het je zoveel moeite gekost heeft, zal ik toch mijn uiterste best doen om het naar binnen te werken!'

Waarop het water 'm in de mond begon te lopen.

# Klein Behuisd

Op een dag deed de buurman bij Nasroeddin zijn beklag: 'Ik zit echt met de handen in het haar, mijn huis is te klein en ik zie niet in hoe mijn vrouw, mijn drie puberende kinderen, mijn schoonmoeder en ikzelf er nog comfortabel in kunnen wonen. We leven dichter op elkaars huid dan goed voor ons is. Moellah, jij als wijze man, kun je mij geen advies geven?'

'Tuurlijk,' antwoordde Nasroeddin, 'Heb je kippen?'

'Ik heb er tien,' antwoordde de man.

'Neem hen in huis,' zei Nasroeddin.

'Maar Moellah,' merkte de man op, 'ons huis is al zo klein en krap!'

'Doe nu maar gewoon wat ik zeg,' gebood Nasroeddin.

De man, wanhopig op zoek naar een oplossing deed wat hem opgedragen was maar stond de dag nadien toch weer voor Nasroeddin's neus.

'Moellah,' kloeg hij, 'de situatie is zelfs erger nu. Met de kippen in huis worden we nog meer tegen elkaar gedrukt.'

'Ah, dan wil ik dat je nu die ezel van jou in huis neemt,' antwoordde Nasroeddin kalm maar kordaat.

De man maakte bokkig bezwaren, maar Nasroeddin wist hem ook nu weer te overtuigen.

De volgende dag, zocht de man onze Moellah Nasroeddin opnieuw op en stak meteen van wal: 'Jij kwistenbiebel, nu is het nog drukker in huis! Tussen mijn familie, de kippen en die ezel van mij is er nauwelijks nog ademruimte!'

Niet eens onder de indruk vroeg Nasroeddin of de man nog andere dieren rond het huis had lopen.

'Ja, we hebben nog een geit,' gaf de man schoorvoetend toe en wist meteen dat hij beter gezwegen had.

'Ok, neem dan ook de geit in huis.'

Radeloos en wanhopig wierp de man zijn armen in de lucht, slingerde vervolgens schuimbekkend allerlei onverstaanbare verwensingen naar het hoofd van Nasroeddin en liet zich door deze laatste toch weer overtuigen om na de tien kippen en de ezel, nu ook de geit in huis te nemen.

De volgende ochtend stond de man dan ook al heel erg vroeg op de deur van Nasroeddin's huis te bonken en schreeuwde: 'Jij maloot, jij kwakzalver, jij adviseur van mijn onedele delen! Mijn gezin is nu echt in alle staten en wil mij lynchen en in vierendelen door het gebrek aan ruimte. Je adviezen maken ons ongelukkiger dan ooit!'

Nasroeddin merkte dat de man nu echt wel boos was en antwoordde: 'Ok, als het zo zit dan stel ik voor dat je alle dieren terug buiten zet.'

Eindelijk een advies waar de man niets tegen in kon brengen, en de volgende dag stond hij uitermate blij bij Nasroeddin op de stoep, overhandigde hem een grote pot honing en sprak met enige opluchting: 'Waarlijk Moellah, jij grote, nobele, onnavolgbare wijze, je plan heeft eindelijk gewerkt. Nu alle dieren de deur uit zijn, is mijn huis immers zo ruim geworden dat we er met z'n allen volkomen tevreden in kunnen leven!'

# Kosmische Krachten

Opnieuw werkloos, vroeg Nasroeddin aan zijn vrienden of zij enig idee hadden welke job het best bij hem zou passen.

'Wel Nasroeddin,' antwoordden ze, 'je bent behoorlijk intelligent en weet bijzonder veel over de medicinale toepassingen van kruiden, waarom open je geen drogisterij?'

'Een uitstekend idee!' riep Nasroeddin zonder al teveel nadenken uit.

En zo gezegd zo gedaan. Maar onze goede vriend zou zichzelf niet zijn mocht hij zich op dat moment niet in een levensfase bevinden waarin hij zichzelf heel erg befaamd en belangrijk wilde voelen, dus besloot hij om niet zomaar een apotheek te openen maar wel eentje die een enorm en toonaangevend verschil zou maken.

Hij kocht daarom een pand, verborg deze achter een groot zeil, installeerde rekken en schappen, ordende potten en pillen en timmerde laden en kastjes in elkaar. Na enkele dagen zweten en zwoegen bedacht hij nog een leuke en flitsende brochure, deelde die rond en ging vervolgens zitten wachten op de eerste klanten.

Iedereen uit het dorp, maar ook van heinde en verre, stond in dichte drommen voor het mysterieus ingepakte gebouw te wachten tot Nasroeddin zijn nieuwe zaak zou onthullen.

Stipt om 9 uur kwam Nasroeddin naar buiten en trok het zeil naar beneden. Het pand was werkelijk prachtig gerenoveerd en ook het uithangbord was heel bijzonder, in grote, sierlijke letters stond daarop geschreven: 'Nasroeddin's Kosmische

Drogisterij' met daaronder in kleinere letters: 'onder de harmoniserende invloed van planetaire krachten.'

Heel wat mensen waren danig onder de indruk en het zal je niet verbazen dat Nasroeddin die dag gouden zaken deed. Maar niet iedereen was zo gemakkelijk in te pakken.

's Avonds, net voor sluitingstijd, kwam een nogal kritische schoolmeester de winkel binnen en zei: 'Nasroeddin, die claim van planetaire, kosmische invloeden en krachten is op zijn zachtst gezegd complete nonsens!'

'Tut, tut,' kaatste Nasroeddin terug, 'elke claim die ik over deze planetaire invloeden maak is volstrekt waar! Want wanneer de zon opkomt, doe ik de winkel open en wanneer de zon ondergaat, doe ik 'm weer dicht.'

# Kostelijk

Nasroeddin had een nieuwe manier gevonden om de kost te verdienen.

Hij hing een bord aan zijn deur met daarop de boodschap: 'Wees welkom, voor 20 euro beantwoord ik twee vragen over eender welk onderwerp.'

Een man met twee dringende vragen, kwam binnen en bij het overhandigen van het geld merkte hij op: '20 euro voor twee vragen, dat is eigenlijk toch wel een beetje veel, niet?'

'Dat klopt', zei Nasroeddin, 'en wat is uw tweede vraag, alstublieft?'

# Laatste Woorden

In het plaatselijk theehuis filosoferen Nasroeddin en twee van zijn vrienden over de dood.

'Wanneer je in je kist ligt opgebaard en vrienden en familie rondom jou staan te rouwen, wat zou je hen dan graag horen zeggen?'

De eerste vriend antwoordde: 'Ik zou hen graag horen vertellen dat ik de beste zakenman van het land was en natuurlijk ook dat ik een fantastische familieman geweest ben.'

De tweede antwoordde: 'Ik zou willen horen hoe graag ik door iedereen gezien werd en hoe ik als een uitstekend leraar de volwassenen van de toekomst heb opgevoed.'

'En jij Nasroeddin?'

'Ik? Ik zou hen graag het volgende horen zeggen: hé, kijk daar!! Hij beweegt!'

# Modeshow

Nasroeddin had veel geld gespaard.

'Aha, dan weet ik een plek waar je het geld erg goed kunt spenderen,' zei een vriend, en nam Nasroeddin vervolgens mee naar een modeshow.

'En, vond je het leuk?' vroeg de vriend hem na afloop.

'Het was pure oplichterij!' foeterde Nasroeddin.

'Hoezo? Waarom?' vroeg de ander verbaasd.

'Ze laten je de vrouwen zien en daarna proberen ze je enkel de kleren te verkopen!'

# Moeilijke Bevalling

Na uren van pijnlijke arbeid, was de zwangere vrouw van Nasroeddin nog steeds niet bevallen.

De vroedvrouw wendde zich radeloos tot Nasroeddin en opperde: 'Moellah, ik weet echt niet meer wat doen. Heeft u misschien een idee?'

Blij dat hij in deze hachelijke situatie een rol van betekenis kon spelen, dacht Nasroeddin even na, zag het licht en rende vervolgens naar het huis van de buren om met een rammelaar in de hand terug te keren.

Beide vrouwen keken hem nieuwsgierig en vol verbazing aan toen hij tussen twee barensweeën door op zijn knieën voor de bevallingstafel ging zitten en met de rammelaar begon te spelen.

'Wat voor de drommel heeft dit te betekenen!?' riep de vroedvrouw vol afgrijzen uit.

'Rustig maar,' antwoordde Nasroeddin kalm: 'ik heb alles onder controle.'

'Waar heb je het over?'

'Wel, volgens wat ik over kinderen weet,' zei Nasroeddin, de rammelaar nog steeds heen en weer bewegend, 'kan het niet lang meer duren voordat de baby naar buiten zal komen om hiermee te willen spelen...'

# Naar de Haaien

Na lang zoeken en solliciteren, kon Nasroeddin eindelijk aan de slag als veerman.

Een nogal pedante geleerde stapte in het overzetbootje, keek Nasroeddin misprijzend aan en vroeg: 'Zeg, heb jij eigenlijk wel een diploma?'

'Neen meneer,' antwoordde Nasroeddin, terwijl hij behoedzaam het bootje doorheen het woelige water loodste.

'Ach, hoe jammer is dat,' sprak de geleerde neerbuigend, 'want dan vrees ik dat je leven voor minstens de helft naar de haaien is.'

Nasroeddin negeerde de opmerking en keek bezorgd naar wat er zich boven, op en rond het water begon af te spelen. Dreigende donkere wolken drongen zich onheilspellend aan elkaar op en de klagende wind joeg steeds hoger stormende golven over hen heen.

Nasroeddin wendde zich plots met klem tot de geleerde en riep tussen twee denderende donderslagen heen: 'Kunt u zwemmen meneer!?'

'Nee!' jammerde de prof, 'Ik kan niet zwemmen, ik heb het nooit geleerd!'

'Dan vrees ik dat uw leven helemaal naar de haaien is want we zijn aan het zinken!'

# Negen Ezels

In een vlaag van behulpzaamheid had Nasroeddin aange-boden om negen ezels naar een lokale boer te brengen.

Om misverstanden te vermijden begon hij ze, samen met de man die hem de ezels toevertrouwde, één voor één te tellen. Het waren er wel degelijk negen.

Eens op weg, werd zijn aandacht echter al vlug afgeleid door iets dat wegsprong in de graskant. Zich bewust van zijn ver-antwoordelijkheid en om er zeker van te zijn dat het geen ezel was, begon hij de dieren te tellen. Hij telde en telde, op-nieuw en opnieuw. En hoe vaak hij ook telde, hij telde er maar acht!

In paniek, sprong hij op de grond, keek overal in het rond en begon opnieuw te tellen. Oef! Gelukkig! Nu waren het er weer negen.

'Dat is vreemd,' merkte hij op. 'Als ik bovenop die ezel zit dan zie ik er slechts acht. Stijg ik af, dan zijn het er weer negen!?'

'Volgens mij is dit een magische vloek...' zo concludeerde de Moellah even later, 'voor het rijden op een ezel terwijl ik er beter achteraan zou lopen.'

'Heeft u ze gemakkelijk hier kunnen krijgen?' vroeg de boer toen Nasroeddin uren later, bestoft en vuil, eindelijk op zijn bestemming aankwam.

'Niet voordat ik de tovertruc van de ezeldrijvers onder de knie had,' zei Nasroeddin, 'tot dan hebben ze voortdurend met mijn voeten gerammeld.'

# Op het randje

Nasroeddin was stomweg over de rand van een ravijn gesukkeld. Gelukkig voor hem bleef hij met zijn kleren haperen aan een tak van een boom die tegen de rotswand groeide.

Daar hing hij, halverwege tussen hemel en aarde, en dreigde naar beneden, in de kolkend schuimende rivier, te zullen vallen.

Uitzichtloos keek hij op naar de hemel en riep in doodsangst uit: 'Is daar iemand?'

Een stem antwoordde onmiddellijk: 'Wat wil je?'

'Vertel me wat ik moet doen!' riep Nasroeddin terug.

Waarop de stem zei: 'Laat je vallen!'

Nasroeddin dacht even na, keek weer naar beneden en riep nu luider dan voorheen naar de hemel: 'Is er nog iemand anders daarboven!?'

Waarop de wortels van de boom zich tergend traag uit de rotswand begonnen terug te trekken...

# Pilaarbijter

Het was een drukte van belang op het dorpsplein.

Het Nasroeddin-uurtje was aangebroken en de mensen dromden om hem heen. Buitengewoon zoals hij elke vraag kon beantwoorden. Wat een diepgang!

Kijk, nu was hij iets aan het voorlezen. Wat een geweldige tekst! Wat een inzichten! Wat een spirituele grootmeester was Nasroeddin toch!

Daar baande zich een man een weg naar voren.

'Moellah, ik zit met een probleem. Het lukt me maar niet mij te bevrijden van al die negatieve gedachten binnenin mij.'

Nasroeddin smeet zijn boek aan de kant en rende de trappen van het stadhuis op. Dat was zo leuk aan hem. Steeds dat onverwachte. Maar wat deed hij nu?

Hij nam een pilaar vast en begon wanhopig te roepen: 'Red mij, red mij van deze pilaar!'

Verbijsterd begon de man aan Nasroeddin's mantel te trekken.

'Maar die pilaar doet jou toch helemaal niets, je houdt hem immers zelf vast!'

Als bij toverslag kwam Nasroeddin tot rust.

'Inderdaad. Snap je? Wie heeft er nog een vraag?'

# Raadseltje

Iemand vroeg Nasroeddin te raden wat er in zijn hand zat.

'Kun je mij geen tip geven?' vroeg hij.

'Ik zal je er zelfs meerdere geven!' zei de schelm.

'Het heeft de vorm van een ei, ziet eruit als een ei en het ruikt en smaakt als een ei. Vanbinnen is het geel, wit en vloeibaar, tenzij je het kookt, dan wordt het zacht of hard. Dat wat ik in mijn hand heb..., en dit is een echte weggever Nasroeddin, werd gelegd door een kip. Rarara, wat is het?'

Nasroeddin dacht even na, ging de tips nog eens één voor één af, gooide een muntje op, wachtte geduldig tot het zou vallen en riep toen verheugd: 'Ik weet het! Oh ja, mmm 't is iets lekkers... 't is een cake!'

# Redder in Nood

Op een dag, klom een man naar de top van een hoge boom.

Toen hij echter terug naar beneden wilde, ontdekte hij al snel dat dat gemakkelijker gezegd dan gedaan was. Hoe hij ook probeerde, hij kon gewoon niet meer uit de boom geraken zonder daarbij zijn lijf, leden en leven te riskeren en met een harde smak op de grond te vallen.

Hij riep enkele voorbijgangers om hulp, maar niemand wist wat te doen.

Ook Nasroeddin kwam een kijkje nemen en toen hij zag wat er aan de hand was, wierp hij meteen het touw dat hij bij zich droeg naar de man en riep: 'Bind dit rond je middel!'

De mensen rondom vroegen zich luidop af wat Nasroeddin nu weer van plan was. Maar hij antwoordde kalm en kordaat: 'Vertrouw me nu maar, dit werkt.'

Nadat de man het touw rond zijn middel had geknoopt, begon Nasroeddin er vanaf de begane grond aan te trekken. Bij de eerste ruk echter, viel de man onzacht en pijnlijk van boven uit de boom naar beneden op de grond en loeide het uit van de pijn.

De omstanders, geschokt door dit ongelukkige tafereel wezen nu met een verwijtende vinger naar Nasroeddin en merkten vijandig op: 'Wat voor een lumineus plan was dat nu eigenlijk!?'

'Nou,' antwoordde Nasroeddin: 'ik begrijp het zelf niet zo goed want de laatste keer dat ik iemands leven redde, heb ik nochtans precies hetzelfde gedaan.'

'Weet je dat wel zeker?' vroeg iemand uitdagend.

'Ja natuurlijk, weet ik dat wel zeker!' beet Nasroeddin bitsig van zich af, en voegde er aarzelend aan toe: 'Maar waar ik nu niet meer zo zeker van ben is of ik hem toen uit een put of uit een boom heb gered…'

# Ruzie

Op een nacht, toen Nasroeddin heerlijk lag te slapen, hoorde hij vlak voor zijn deur mensen ruzie maken.

'Ach lieverd, blijf toch lekker liggen', gebood zijn vrouw toen Nasroeddin rechtop veerde.

Maar Nasroeddin wilde weten wat er aan de hand was. Hij stond op en wikkelde zich in zijn deken. Hij had nog maar net de voordeur geopend of een van de ruziemakers greep zijn deken en rende er snel mee weg.

Nasroeddin ging geschrokken terug naar binnen.

'Waar ging die ruzie nu eigenlijk over?' vroeg zijn vrouw slaperig.

'Het ging blijkbaar over mijn deken' antwoordde Nasroeddin tevreden, 'zodra ze die hadden was het afgelopen.'

# Stoefer

De oude Nasroeddin liep in het dorp op te scheppen over hoe sterk hij wel niet was.

'Ik ben nog net zo sterk als in mijn tienerjaren!'

'Maar enfin, Nasroeddin, Hoe kan dat nu?' vroegen de mensen.

'Wel,' zei Nasroeddin, 'achter mijn huis, in het midden van mijn tuin, ligt een groot rotsblok. Vroeger kon ik er geen beweging in krijgen en nu ook niet!'

# Tactvol en Subtiel

Nasroeddin's neef verhuisde naar het buitenland, jammer genoeg kon de kat niet mee dus stelde onze vriend voor dat hij zich liefdevol over het beestje zou ontfermen.

Op een dag echter stierf de kat en Nasroeddin stuurde zijn neef het weinig subtiele bericht: 'Je kat is dood.'

Waarop de neef, erg geëmotioneerd en boos, meteen een bericht terugstuurde: 'Verdorie Nasroeddin, waar ik nu woon, melden de mensen slecht nieuws op een meer tactvolle manier. In plaats van me botweg mee te delen dat mijn kat dood is, had je me het beetje bij beetje moeten laten weten. Je had veeleer moeten beginnen met: "Je kat doet raar," nadien had je kunnen zeggen: "Je kat springt naar alle hoeken van de kamer" waarna je had kunnen vertellen: "Je kat is vermist," om daarna pas het treurige nieuws mee te delen: "Je kat is dood."'

Een maand later ontving Nasroeddin's neef een nieuwe brief van onze vriend waarin te lezen stond: 'Je schoonmoeder doet raar.'

# Terugblik

Op een dag reed Nasroeddin achterstevoren op zijn ezel.

'Moellah!' riepen de mensen, 'weet je dan niet hoe je op een muildier moet zitten? Jullie moeten allebei dezelfde kant opkijken!'

'Laat me maar doen', antwoordde Nasroeddin laconiek, 'ik heb vandaag gewoon meer belangstelling voor waar ik vandaan kom dan voor waar ik naartoe ga.'

# Uit Bed Klappen

Nasroeddin had een nieuw lief en toen ze hun eerste nacht samen in bed doorbrachten, begon ze te vertellen: 'Weet je, mijn eerste lief was echt een geweldige man.'

Nasroeddin die er niet van hield om met een ander vergeleken te worden, antwoordde geïrriteerd: 'Nou, mijn vorige vriendin was ongelooflijk mooi en charmant.'

'Poeh, wat zou het,' antwoordde ze, 'mijn vorige minnaar zong altijd romantische serenades voor mij.'

'Mijn vorige vlam kon me geweldig goed en sensueel masseren,' gooide Nasroeddin er tegenaan.

'Mijn vorige lieveling, goh, die kon tenminste écht goed naar mij luisteren.'

'Awel hé, mijn vriendin wist van aanpakken.'

'Pffff, mijn vorige vriend was ontzettend spontaan en lief.'

En omdat ze allebei hun vorige lieverdjes maar bleven ophemelen, raakte Nasroeddin zo gefrustreerd dat hij zijn nieuwe vriendin het bed uitduwde, waarbij zij haar hand bezeerde.

Beledigd en op zoek naar gerechtigheid, sleepte zij hem de volgende dag voor de plaatselijke rechter.

Nadat de rechter haar relaas in geuren en kleuren aanhoord had, wendde hij zich tot Nasroeddin en vroeg naar zijn versie van de feiten.

'Edelachtbare,' sprak Nasroeddin, 'laat ik het zo stellen: wij hebben een bed waarin slechts twee mensen passen. Maar de voorbije nacht, toen haar voormalige vriend en mijn vorige vriendin erbij kwamen liggen, werd mijn lief door hen uit bed geduwd en bezeerde daarbij haar hand. Tja, en nu tracht ze natuurlijk de schuld, koste wat het kost, in mijn schoenen te schuiven.'

# Uitgekiend

Drie maanden nadat zij met elkaar in het huwelijksbootje waren gestapt, beviel Nasroeddin's vrouw van een dochtertje.

'Ahum,' kuchte Nasroeddin, 'ik ben absoluut geen expert in zulke vrouwenzaken en neem me dit zeker niet kwalijk lieverd, maar ik dacht toch werkelijk dat een vrouw pas kon bevallen, laat ons zeggen, zo om en bij de negen maanden na de conceptie, of niet soms?'

'Jawadde, jullie mannen zijn toch allemaal dwaze druiloren,' antwoordde vrouwlief blazend, 'zo onwetend als het over vrouwen gaat! Vertel me eens: hoe lang ben ik met jou getrouwd?'

'Drie maanden,' antwoordde Nasroeddin.

'En hoe lang ben jij al met mij getrouwd?' ging ze vastberaden verder.

'Drie maanden,' herhaalde Nasroeddin.

'En hoe lang was ik zwanger?'

'Drie maanden,' antwoordde Nasroeddin opnieuw.

'Wel dan,' ging ze vingertellend verder, 'drie plus drie plus drie is...negen! Tevreden nu?'

'Oh ja, natuurlijk!' antwoordde Nasroeddin duidelijk opgelucht en verlicht en voegde er schuldbewust aan toe: 'Vergeef me mijn lief poezewoeleboeleke dat ik er überhaupt over begonnen ben.'

# Verse Vis

Nasroeddin werd door een beroemde filosoof uitgenodigd om een hapje te gaan eten. Aangekomen in het restaurant vroegen ze naar de suggestie van de dag.

'Vis, verse vis!' antwoordde de ober.

Daar hadden de twee vrienden best wel zin in.

Enkele minuten later bracht de ober een grote schotel met daarop twee gerookte en rijkelijk gegarneerde vissen. De ene vis bleek echter beduidend groter dan de andere. Zonder aarzelen nam Nasroeddin de grootste en schepte deze op zijn bord.

Geschokt door dit gebrek aan respect en beleefdheid, begon de filosoof Nasroeddin uitvoerig de les te spellen. Armenzwaaiend en hoofdschuddend had hij het over moraal, ethiek, egoïsme, etiquette, het volgen van regels en over nog veel meer.

Nasroeddin luisterde geduldig naar de uiteenzettingen van zijn tafelgenoot en toen deze eindelijk uitgeraasd was, zei hij: 'Ok, ok, het is al goed, rustig maar. Aangezien jij heel wat meer van dergelijke dingen lijkt af te weten dan ik, vertel me dan maar eens wat jij gedaan zou hebben.'

'Als welopgevoede man die zich strikt aan de regels houdt, zou ik de kleinste vis genomen hebben, natuurlijk!'

'Awel, wat is het probleem dan?', zei Nasroeddin en wenste hem smakelijk eten.

# Vrijdagse Preek

De dorpelingen dachten dat ze er heel wat baat bij zouden hebben, mocht Nasroeddin eens voor hen komen preken. Een delegatie zocht hem op en nodigde hem uit om komende vrijdag enkele wijze en stichtende woorden tot hen te spreken. Onze held ging akkoord.

Die bewuste vrijdag besteeg Nasroeddin, zoals afgesproken, het spreekgestoelte en sprak de dorpelingen bezwerend toe: 'O gepeupel van de menselijke soort! Vandaag zal ik jullie verheffen met wetenswaardigheden die grootser zijn dan de zon die de aarde verlicht. Maar opdat mijn woorden niet in dovemansoren zouden vallen wil ik vragen of jullie al weten wat ik ga vertellen?'

'Nee, dat weten we niet!' riep het aanwezige volk gretig in koor.

'Totdat jullie het weten, kan ik niets meer zeggen. Het ontbreekt jullie blijkbaar aan de nodige kennis om ook maar iets van wat ik wil vertellen te kunnen begrijpen.'

Waarop de Moellah met enige verontwaardiging voor zoveel onwetendheid, van het spreekgestoelte sprong en op een drafje de zaal verliet.

Enigszins op hun tenen getrapt, zocht een aantal van de aanwezigen hem enkele dagen later opnieuw op en vroegen hem om volgende vrijdag nog eens voor hen te komen preken. Onze held ging wederom akkoord.

Nasroeddin betrad bedachtzaam de preekstoel en begon zijn leerrede met dezelfde vraag als voorheen.

En deze keer antwoordde de menigte: 'Ja, wij weten waar u over spreken gaat!'

'In dat geval,' zei de Moellah, 'zie ik geen enkele reden meer waarom ik jullie zou moeten toespreken.'

En voor iedereen het goed en wel besefte zat Nasroeddin terug lekker gezellig thuis.

Nadat ze hem voor een derde keer wisten te overhalen, begon Nasroeddin ook die vrijdag weer met dezelfde vraag en voegde er fijntjes aan toe: 'Weten jullie het of weten jullie het niet?'

De toehoorders waren er nu helemaal klaar voor en antwoordden zelfzeker: 'Sommigen van ons wel en anderen niet!'

'Uitstekend,' sprak Nasroeddin, 'laat dan de mensen die het weten hun kennis delen met hen die het niet weten, per slot van rekening is het mijn wekelijkse vrije dag vandaag.'

En gezwind ging hij naar huis.

# Vuur

Moellah Nasroeddin werd hartelijk verwelkomd door een herbergier die met veel poeha beweerde verheugd te zijn met zo'n voorname gast.

'Steeds tot uw dienst,' zei de man en maakte daarbij een diepe buiging, 'Als u iets nodig hebt, om het even wat, geeft u maar een gilletje.'

In het holst van de nacht kreeg Nasroeddin dorst. Hij riep om water, maar niemand roerde zich.

Zijn mond was droog en hij had het gevoel alsof zijn keel in brand stond.

'Vuur!Vuur!' riep hij luid.

Iedereen in de herberg schrok daarop meteen wakker en begon paniekerig door de gangen te rennen. Ook de gastheer kwam in allerijl aangelopen en stond nu met een emmer water in Nasroeddin's kamer.

'Waar brand het?'

Nasroeddin wees vrolijk opgelucht naar zijn mond. 'Hier...' zei hij.

# Waardeoordeel

Nasroeddin's vader was een groot en vermaard rentmeester en zijn reputatie was wijd en zijd bekend. Hij voelde zich dan ook enorm in zijn eer gekrenkt toen het dorpshoofd hem aansprak en zei: 'Jij mag dan een groot financieel expert zijn, die zelfs de koning in economische zaken adviseert, maar jouw zoon is duidelijk niet uit hetzelfde hout gesneden als jij want die kent niet eens de waarde van zilver of goud.'

Daarop riep de rentmeester zijn zoon op het matje en vroeg: 'Nasroeddin, zoon van je vader, wat heeft de meeste waarde: goud of zilver?'

'Goud natuurlijk!' antwoordde de kleine Nasroeddin zonder aarzelen.

'Dat is juist. Maar waarom beweert het dorpshoofd dan dat je het verschil tussen goud en zilver niet kent? Hij plaagt me er welhaast elke dag mee. Hij drijft de spot met me en maakt me bij iedereen belachelijk. Ik voel hoe iedereen me achter de rug uitlacht en me met de vinger wijst. Het is alsof ze denken dat ik je verwaarloos en ik je niets heb bijgebracht omdat je volgens hen het verschil niet kent tussen de waarde van het goud en de waarde van het zilver. Vertel me eens, Nasroeddin, hoe is dat toch zo ver kunnen komen?'

'Ach vader,' begon Nasroeddin zijn relaas, 'elke dag, op weg naar school, roept het dorpshoofd me even tot bij hem. Hij houdt dan, in het bijzijn van een aantal dorpelingen, een zilveren munt in de ene en een gouden munt in de andere hand. En elke dag opnieuw stelt hij me de vraag welke van deze twee munten de meeste waarde heeft. Steevast wijs ik, tot groot jolijt van de omstanders, de zilveren munt aan, steek die daarna in mijn broekzak en stap vervolgens verder naar school. Dit herhaalt zich elke dag opnieuw en daarom, lieve vader, heeft iedereen de indruk dat ik het verschil tussen goud en zilver niet ken.'

'Allemaal goed en wel,' mopperde Nasroeddin's vader verward, 'maar kun je in het vervolg niet gewoon de gouden munt aanduiden en in je zak steken?'

'Tja, dat zou ik natuurlijk voor je kunnen doen maar voorlopig liever niet...' En nog voordat zijn vader daar iets op kon zeggen, rende de jonge Nasroeddin naar zijn kamer en kwam even later terug met een houten kistje gevuld met honderden zilverstukken, '... want de dag waarop ik het goud als het meest waardevolle muntstuk aanwijs zal het spelletje, waar iedereen toch zo'n plezier aan heeft, snel gedaan zijn en valt er voor mij niets meer aan te verdienen.'

# Zelfloos

Een missionaris op doorreis wilde wel eens weten wat die plaatselijke Moellah aan geloofsijver te betekenen had. Hij zocht hem op in het theehuis, betaalde hem een drankje en stak meteen van wal: 'Beste Moellah, ik wil u bij deze met enige fierheid inlichten over het feit dat ik een buitengewoon niveau van zelfloosheid bereikt heb, in die mate zelfs dat ik uitsluitend aan anderen denk en nooit aan mezelf.'

'Ach, wat zou het,' sprak Nasroeddin met een wegwerpgebaar, 'ik vrees dat dat nog niets is in vergelijking met de buitengewone staat waarin ik mij bevind.'

'Hoezo?? Hoe bedoelt u?' hakkelde de missionaris.

'Wel, ik heb zo'n ultieme staat van objectiviteit bereikt, dat ik enkel naar iemand kan kijken alsof hij mijzelf is, en op die manier kan ik niet anders dan alleen nog maar aan mezelf denken.'

# Zelfstudie

Nasroeddin had een vriend eens beloofd dat hij hem iets heel belangrijks over hemzelf zou onthullen.

Toen zijn vriend, die zeer ongeduldig was, hem nogmaals vroeg om zich aan zijn belofte te houden, droeg Nasroeddin hem op: 'Ga met je armen open en met je hoofd naar de hemel gericht, buiten in de regen staan.'

De volgende dag zocht de vriend Nasroeddin opnieuw op en vertelde hem misnoegd: 'Ik heb je advies opgevolgd, ben in de regen gaan staan en raakte doorweekt tot op het bot... en dankzij jou voelde ik me een complete idioot!'

'Wel dan,' antwoordde Nasroeddin, 'dat is toch een belangrijke openbaring of niet soms?' En voegde er even later nog eens fijntjes aan toe: 'Iemand die zichzelf pas echt wil leren kennen, kan maar beter geen idioot als leraar hebben.'

# Zoete Broodjes

De stadstollenaar was corrupt en accepteerde vele steekpenningen.

Op een dag wilde de gouverneur wel eens het fijne van deze duistere zaakjes weten en vereerde de tollenaar met een bezoek.

Toen de gouverneur de boekhouding controleerde en besefte dat heel wat cijfers en inkomsten door de tollenaar vervalst waren, ontstak hij in een razende, drieste woede uitbarsting.

'Je bent niet alleen ontslagen!' brieste hij, 'Maar ik verplicht je, om in het zicht van iedereen, die waardeloze papieren van jou op te eten!'

Dus propte de tollenaar de hele boekhouding van de voorbije jaren, blaadje voor blaadje, meesmuilend in zijn mond.

Ongeveer een week later, stelde de gouverneur niemand minder dan onze goede vriend Nasroeddin als nieuwe stadstollenaar aan.

Een aantal jaren verstreken en toen de gouverneur opnieuw zijn financiële controleronde kwam doen, overhandigde onze vriend, Nasroeddin, hem een hoopje platte broden.

'Waarom heb je de hele boekhouding op deze zoete, platte broden genoteerd?' vroeg de gouverneur verbaasd.

'Nou,' antwoordde Nasroeddin, 'voor het geval je mij ook zou verplichten om al mijn paperassen op te eten.'

# Zwaard Zwaaien

'Waar ga je naartoe, Moellah?'

'Naar de stad.'

'Dan kun je maar beter je ezel hier achterlaten, want er zijn rovers op de weg en ze zouden hem kunnen stelen.'

Nasroeddin vond het echter veiliger om op zijn ezel te rijden dan hem thuis, in de stal, achter te laten, want ook daar zou hij immers gestolen kunnen worden.

Waarop zijn vriend, weliswaar onder luid protest van onze pacifistische held, hem een zwaard leende, zodat hij zichzelf en zijn ezel, indien nodig, toch op zijn minst zou kunnen verdedigen.

Even later, op een verlaten deel van de weg zag Nasroeddin plots een man naar hem toe lopen.

'Dit moet een bandiet zijn,' dacht Nasroeddin verrast, 'laat ik niet wachten op wat komen gaat en zelf in actie schieten.'

De onschuldige reiziger schrok zich een bult toen de heldhaftige Moellah, vervaarlijk met een zwaard zwaaiend, naar hem riep: 'Hier is een zwaard, je mag het hebben zolang je mijn ezel maar ongemoeid laat!'

De reiziger stemde beduusd in en nam het zwaard met een zucht van verlichting in ontvangst.

Terug thuis vertelde Nasroeddin aan zijn vriend: 'Je had volkomen gelijk, mijn beste, zwaarden zijn zeer nuttige dingen. Die van jou heeft mijn ezel gered.'

Er wordt gefluisterd
dat wanneer je gedurende 40 dagen,
elke dag een Nasroeddin anekdote leest
en er de innerlijke betekenis
van weet te doorgronden,
je net als hij
een ware Levenskunstenaar wordt.

Met bijzondere dank aan de Idries Shah Foundation:

idriesshahfoundation.org

54